CHAMBRE DES CONFÉRENCES DES AVOCATS STAGIAIRES

PRÈS LA COUR IMPÉRIALE DE CAEN.

PROCÈS-VERBAL

DE LA

SÉANCE DE RENTRÉE

PRÉSIDÉE

Par M. BLANCHE,

Bâtonnier de l'Ordre.

8 DÉCEMBRE 1865.

DISCOURS DE M. LE BATONNIER.

ESSAI SUR THOURET

Par M. Albert CLÉMENT,

AVOCAT PRÈS LA COUR IMPÉRIALE.

CAEN

TYPOGRAPHIE GOUSSIAUME DE LAPORTE

Rue au Canu, 5.

1865

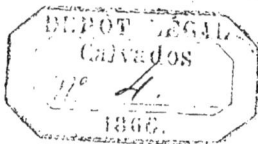

CHAMBRE DES CONFÉRENCES DES AVOCATS STAGIAIRES

PRÈS LA COUR IMPÉRIALE DE CAEN.

PROCÈS-VERBAL

DE LA

SÉANCE DE RENTRÉE

PRÉSIDÉE

Par M. BLANCHE,

Bâtonnier de l'Ordre.

8 DÉCEMBRE 1865.

DISCOURS DE M. LE BATONNIER.

ESSAI SUR THOURET

Par M. Albert CLÉMENT,

AVOCAT PRÈS LA COUR IMPÉRIALE.

CAEN

TYPOGRAPHIE GOUSSIAUME DE LAPORTE

Rue au Canu, 5.

1865

PROCÈS-VERBAL

DE LA

SÉANCE DE RENTRÉE

PRÉSIDÉE

Par M. BLANCHE,

Bâtonnier de l'Ordre.

———— ⋅ ➤⫸◆⫷◄⋅ ● ————

Le vendredi 8 décembre 1865 les avocats stagiaires près la Cour impériale de Caen ont repris
leurs conférences pour l'année judiciaire 1865-1866.

La séance de rentrée était présidée par M. Blanche,
bâtonnier, assisté des membres du Conseil de
l'Ordre.

M. le Bâtonnier, après avoir déclaré la séance
ouverte, a prononcé l'allocution suivante:

MESSIEURS,

L'année dernière, lorsque nous nous réunîmes, comme
en ce moment, pour inaugurer la reprise de nos travaux,
je vous priai de me permettre d'exprimer d'abord à l'Ordre
entier toute ma gratitude pour le précieux témoignage
d'estime et d'affection que j'avais reçu de lui et qui m'avait
valu quelques instants après l'honneur insigne du Bâ-
tonnat.

Aujourd'hui, mes très-chers Confrères, que mon cœur
déborde, j'ai vainement cherché des expressions qui ne
fussent pas au-dessous de ma reconnaissance.

Maintenu au Conseil par une majorité qui comptera dans
ma vie comme un titre de noblesse, j'ai été deux fois heu-
reux, puisque mes très-honorés collègues du conseil de dis-
cipline m'ont à leur tour confirmé dans ma dignité de bâtonnier. Vous avez ainsi mis le comble de la façon la plus
douce à mes plus ambitieux et plus chers désirs.

Mais, si ce jour a été pour moi un vrai jour de fête, *hic
dies vere mihi festus* (1), j'ai compris en même temps toute
l'étendue des devoirs nouveaux qui me sont imposés.

_____

(1) HORACE, liv. III, ode x.

Permettez-moi de vous le dire, mes jeunes Confrères, c'est sur vous que je compte pour rendre ma tâche moins difficile. De votre côté, vous pouvez compter, de ma part, sur un dévouement sans bornes.

Déjà nous nous connaissons. J'ai pu pendant une année apprécier vos précieuses qualités ; et l'assiduité dont vous avez fait preuve m'est un sûr garant des bonnes dispositions que vous apporterez dans nos nouveaux travaux.

Vous serez les aînés et, comme je l'ai dit, vous tendrez la main aux nouveaux venus. Vous leur direz que tout ici se passe en famille, qu'il n'y a point entre vous de rivalité jalouse, que vous ne devez votre force qu'à l'émulation qui soutient et anime, et surtout à une amitié franche et sincère qui vous conduit plus sûrement au but que nous voulons atteindre.

En effet, grâce à cette amitié à laquelle je vous exhortais, vous mettez tous vos avantages en commun par un échange réciproque de bons offices.

Pour donner plus d'attrait encore à nos études, j'ai eu la pensée de faire de nos conférences une école pratique. Dès le début, j'ai pu me réjouir d'avoir adopté ce nouveau mode de travailler, et nos jeunes Confrères m'ont les premiers encouragé dans cette voie par le soin qu'ils ont apporté à la préparation des affaires. Adressons aussi tous nos remercîments à Messieurs les avoués, dont la parfaite obligeance pouvait seule me permettre de mener à bien l'exécution de mon projet.

Chacune de nos séances, marquée par une affaire nouvelle, a été convenablement remplie ; quelques-unes même l'ont été d'une façon remarquable ; et le zèle de nos jeunes Confrères, qui ne s'est point ralenti un seul jour, trouvait un stimulant nouveau dans cette étude presque vivante, si je puis ainsi parler, des faits et du dossier.

Ils ont compris à merveille que cette étude est la seule initiation vraie à la pratique des affaires. Tout ici n'a-t-il pas son importance; tout, depuis le classement chronologique des pièces jusqu'à leur analyse, travail assez semblable à celui de l'historien. qui d'abord enregistre les faits et en déduit ensuite les conséquences? Qui pourrait en contester les résultats féconds ?

Mais ce n'est pas seulement à l'étude proprement dite des affaires, à l'art, au mérite de l'exposition, de la discussion que vous vous formez : vous apprenez encore à bien dire et à dire d'une manière agréable.

Si le rôle de la parole est toujours grand dans la vie humaine, il nous importe de remarquer que le discours soutenu se distingue et se doit distinguer de la conversation. Il ne peut échapper à la nécessité de qualités qui lui sont propres.

Le discours, par exemple, est impossible sans la voix. L'avocat doit donc s'attacher (car, ai-je besoin de le dire ? la plaidoirie c'est le discours du barreau) à ce que sa voix soit à la fois claire et agréable.

L'homme, sans doute, est diversement doué de ces deux qualités. Mais, nous pouvons développer l'une, la clarté, par l'exercice, et l'autre par l'étude, en cherchant à imiter ceux qui parlent avec netteté et douceur; et les maîtres ici ne vous manqueront pas. C'est à ces deux qualités que Cicéron attribue la grande réputation que s'étaient faite les deux Catulus. Leur accent était doux, dit-il, leur prononciation n'était ni affectée, ni étouffée, ni obscure ou prétentieuse ; leur voix, qui sortait sans efforts, n'avait rien de sourd ni d'enflé (1).

Il est une autre qualité, mes chers Confrères, qualité es-

(1) CICÉRON, de Officiis.

sentielle, qu'il faut aussi rechercher, la qualité de bien lire. Tout le monde lit sans doute, mais il y a fort peu de personnes qui sachent lire.

Ne convient-il pas, en effet, qu'en empruntant le langage des autres, on fasse accorder sa voix avec la pensée de l'auteur ? N'y a-t-il pas aussi tout un apprentissage à faire dans le choix des citations elles-mêmes ; et l'avocat, plus qu'aucun autre, ne doit-il pas éviter les lenteurs qui ne peuvent que fatiguer l'attention des juges et affaiblir l'effet de la discussion qu'une lecture irréfléchie et sans portée suspendrait ainsi sans utilité ?

J'ai pensé aussi qu'il pouvait être bon de confier aux membres de la conférence, tantôt à l'un, tantôt à l'autre, et seulement à mon gré, le soin de faire les résumés des discussions. Que l'on se garde bien de croire que ce fût pour moi un moyen de commander une attention qui sans cela m'eût fait défaut. Non; et je me plais à le dire bien haut, je n'ai compté dans les rangs de nos jeunes confrères que des esprits sérieux, des athlètes du travail, des hommes enfin qui, se destinant soit au barreau, soit à la magistrature, soit à l'enseignement du droit, en seront un jour, après avoir vieilli, l'éclat et l'honneur comme leurs maîtres actuels.

Aussi, magistrats, le lendemain de nos luttes amies, ils apporteront au jugement des affaires des esprits plus habitués à la controverse et pour lesquels le travail de la mémoire sera désormais sans fatigue. Organes du ministère public, ils sauront encore, en arrivant sur leur siège, suivre sans efforts et sans trouble la discussion des avocats, tout en se préparant eux-mêmes à donner sur l'heure leur opinion sagement arrêtée, quoique rapidement formée.

Au reste, quelle que soit la destinée de chacun de vous, mes jeunes confrères, avocats, magistrats ou professeurs,

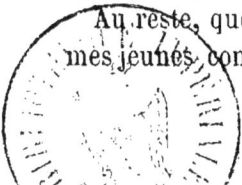

l'avenir vous appartient, et ce n'est point à vous que la
brièveté de la vie défend de concevoir de longues espérances. Mais, gardez-vous d'augmenter le trop grand nombre
de ceux qui ne savent point être contents de leur sort. Le
militaire, dit le poëte, voudrait être homme de robe ;
l'homme de robe envie le sort du laboureur, et le paysan
se croit le plus à plaindre (1). Pour vous, sachez trouver
le bonheur dans un travail assidu, persévérant et vrai.

Peut-être n'avez-vous point oublié ce que je vous ai déjà
dit : que, dans l'exercice de sa profession, l'avocat doit surtout s'attacher à la recherche et à la poursuite de la vérité.
Permettez-moi de revenir à cette pensée du vrai et de m'y
arrêter dans le sens le plus large qui comprend aussi
l'honnête.

Ce n'est pas une médiocre prérogative pour l'homme que
ce bel attribut de la raison qui lui permet de comprendre
ce que c'est que l'ordre, la décence, et quelle mesure il doit
apporter dans ses paroles et ses actions.

L'homme doit donc veiller à ne rien commettre de hon-
teux et d'indigne de lui, à ce que rien de vicieux ne cor-
rompe ses pensées, ne lui échappe dans sa conduite. C'est
l'ensemble de toutes ces choses qui constitue l'honnêteté
que nous devons chercher et qui, comme le dit Cicéron, in-
connue et sans honneurs, n'en conserverait pas moins toute
sa valeur, et dont il est vrai de dire qu'elle est naturellement digne de louange, lors même qu'elle ne serait louée
par personne (2).

Mais l'honnêteté ne consiste pas seulement à mettre dans
tout ce que l'on fait et ce que l'on dit, cette convenance et
cette mesure, qui sont le cachet de la modération et de la

(1) Horace, satire i.
(2) Loco citato.

tempérance ; elle consiste encore à former de bons conseils.

C'est dans les affaires de la vie qu'il faut exercer cette vertu de la modération, sans laquelle il n'est plus ni honnêteté ni dignité pour l'homme.

Or, dans la recherche de la vérité, à laquelle nous devons nous attacher, il faut surtout craindre de donner trop légèrement son assentiment à ce qui n'est pas démontré. Aussi, pour éviter cet écueil, devons-nous mettre à examiner les choses tout le temps et tous les soins nécessaires.

L'avocat encore, plus que personne, doit se tenir en garde contre l'entraînement ; de même qu'il doit aussi se tenir en défiance contre ceux-là même qui font appel à ses connaissances spéciales. Sans doute, le bon droit ne brille pas toujours d'une clarté telle qu'elle dissipe tous les doutes et trace à l'avocat une voie facile ; mais, à aucun prix, l'avocat ne doit se faire l'auxiliaire d'une réclamation injuste ou l'organe d'une défense aveugle et désespérée.

Dans la préparation des affaires dont vous vous chargez devant la justice répressive, mes jeunes Confrères, soyez les premiers juges de ceux qui vous confient le soin de la défense de leur liberté, de leur honneur. Ne craignez point de vous montrer des juges trop sévères.

Trop souvent endurcis dans le crime ou corrompus, ceux auxquels la justice demande compte de leur conduite cherchent encore à tromper par leurs plaintes mensongères ou leurs réticences calculées l'avocat aux sympathies duquel ils feraient plus sûrement appel par des aveux complets et sincères. Sachez donc à l'occasion vous séparer du client et ne dire à ses juges que ce que vous voudriez entendre vous-mêmes et ne leur demandez dans le jugement qu'ils ont à rendre que ce que votre propre conscience vous dirait de faire. C'est ainsi que la parole de l'avocat acquiert du crédit : c'est ainsi que l'homme s'élève réellement à la hau-

teur de sa mission et qu'il trouve en lui-même la première
et la plus douce récompense du devoir honnêtement rempli.

Cette étude constante de la vérité que je vous recom-
mande, mes jeunes Confrères, n'est-elle pas, d'ailleurs, un
besoin naturel de vos cœurs? Ne ferez-vous pas, en suivant
ses saintes inspirations, œuvre de sagesse et de prudence!
Sagesse et prudence, deux qualités puissantes qui, si elles
ne suffisent pas à constituer la force, la maintiennent au
moins en la développant. La force sans la prudence, dit
Horace, s'écroule sous son propre poids : la force que règle
la sagesse, les dieux l'accroissent encore et l'élèvent (1).

Animés des divers sentiments que vous me pardonnerez,
mes jeunes Confrères, de vous avoir rappelés, reprenez le
cours de vos travaux avec une ardeur nouvelle et la volonté
de faire mieux encore que par le passé. Le succès peut quel-
quefois se faire attendre; la capricieuse fortune pourra
parfois sembler se jouer de vos espérances et de vos efforts;
mais ne perdez pas courage et dites-vous avec le poëte :

> .... labor omnia vicit
> Improbus..... (2).

(1) Liv. III, ode IV.
(2) VIRGILE, *Les Géorgiques*, livre Ier.

Après cette allocution, accueillie par les plus vifs
applaudissements, Monsieur le Bâtonnier a donné la
parole à M. Albert Clément, avocat, qui s'est ex-
primé en ces termes :

ESSAI

SUR

THOURET.

Monsieur le Batonnier,

Messieurs,

Mes chers Confrères,

N'est-ce pas un devoir pour nous de rendre un légitime tribut d'admiration et de reconnaissance, aux hommes qui ont consommé l'œuvre si longtemps poursuivie de l'unité nationale, et qui, sur ce terrain définitivement conquis, ont élevé le grandiose et puissant édifice de nos institutions ? Ce devoir ne devient-il pas plus pressant encore, lorsqu'aux premiers rangs de ces glorieux combattants, nous voyons se détacher des hommes dont notre Ordre s'enorgueillit à bon droit, que notre pays peut revendiquer comme siens et qui remplissent encore de leur souvenir les lieux que nous habitons. C'est à tous ces titres, Messieurs, que j'essaierai de retracer devant vous la vie et les travaux d'un des principaux auteurs de la Constitution de 1791, Thouret, qui fut quatre fois président de cette mémorable Assemblée constituante « dont la pensée, a dit M. de Lamartine, éclaira le globe, et dont l'audace en deux ans transforma un empire. »

C'est là une tâche difficile, qu'il est périlleux, téméraire même d'entreprendre ; j'en connais tout le prix et tout le danger, mais votre bienveillante indulgence m'est acquise : elle est la conséquence nécessaire de votre choix.

Jacques-Guillaume Thouret était fils d'un notaire de Pont-l'Évêque, il naquit le 26 avril 1746. Après avoir fait d'excellentes études à l'Université de Caen, il suivit les cours de droit. Il s'y fit remarquer par son intelligence vive, son jugement sain ; esprit chercheur et curieux de science, l'étude était pour lui une passion. Ayant formé avec un de ses amis le projet de concourir pour une chaire de droit vacante, ils se livrèrent à un excès de travail qui leur fut fatal, ils tombèrent dangereusement malades : l'ami de Thouret, son ami le plus cher, succomba ; lui-même dut rester dans un repos absolu, et fut plus d'un an à se rétablir.

A dix-neuf ans, Thouret débutait à Pont-l'Évêque, chargé malgré sa jeunesse d'une cause importante. Son début révéla en lui un homme supérieur. Il resta pendant plusieurs années encore à Pont-l'Évêque, perfectionnant ses rares talents par des études approfondies ; il composa même pendant ce temps un commentaire analytique de la Coutume de Normandie. Ce n'est qu'en 1772 que Thouret vint se fixer à Rouen. Il y conquit bientôt une des premières places dans un barreau qui comptait alors plus de deux cents avocats. Ce qui distinguait sa plaidoirie, c'était la puissance d'une argumentation précise, une science profonde du droit, la rigoureuse exactitude de ses déductions, l'élévation de la pensée et de l'expression. Ces qualités se retrouvaient au même degré dans ses consultations, dont plusieurs étaient de véritables traités de droit, fort estimés et recherchés des jurisconsultes. On citait spécialement un mémoire sur une importante question de subrogation qui depuis longtemps divisait les jurisconsultes. C'était une étude complète de la matière où, par l'intelligence, la mise en lumière et la juste application des vrais principes, il mit fin pour toujours à une controverse ancienne et persistante.

Thouret n'était pas seulement un homme de discussion, armé d'arguments tranchants et protégé par une dialectique sans défaut ; à ces qualités précieuses, il joignait encore cette chaleur pénétrante, cette éloquence persuasive qui communique l'émotion vivement ressentie, et qui est le don particulier du véritable orateur. J'ajouterai encore que cette forte raison qui dominait chez lui et réglant ses autres qualités, les rendait plus saisissantes, le défendait de l'emphase et de la sensibilité affectée, si communes à cette époque. On conservait à Rouen le souvenir de plusieurs des plaidoyers qui avaient consacré sa réputation et notamment de celui qu'il prononça, en 1778, dans l'affaire de M. Roger des Ifs. C'était une cause qui passionnait les esprits, presque une cause politique ; c'était en effet un épisode de la lutte des Parlements contre la Royauté. A son tour, Maupeou avait pris le chemin de l'exil, les Parlements avaient été rappelés (12 nov. 1774). Au retour du Parlement de Normandie, vingt-huit avocats qui n'avaient pas craint de plaider devant le conseil supérieur, et de paraître abandonner ainsi la cause du Parlement, se virent retrancher du tableau. Sous la pression de l'opinion publique avec laquelle il fallait déjà compter, vingt des radiés furent réintégrés, après quelques humiliations et amendes honorables. Parmi les autres se trouvait le doyen de l'Ordre, M. Roger des Ifs, vieillard entouré d'une grande réputation de science et de vertu, légitimement acquise par cinquante ans de l'exercice le plus honorable de la profession d'avocat. Rayer sans les entendre et sans délibération régulière des avocats, dont

le seul crime était d'avoir défendu leurs clients devant le
Conseil supérieur, était une chose inique ; néanmoins
l'Ordre resta sourd à leurs justes réclamations, après deux
ans de luttes, ils furent rayés définitivement. Ils en ap-
pellent au Parlement, là ils trouvent encore le mauvais
vouloir, les lenteurs calculées, et quatre ans s'étaient écou-
lés depuis la radiation avant que la cause pût être plaidée.
Le jour de la réparation vint enfin : ce fut un magnifique
triomphe pour Thouret, dont l'éloquence sut arracher des
larmes et des applaudissements de ceux-là même qui pouvaient se croire offensés et qui obtint la réintégration de
son vénérable confrère (1).

Par la haute position que son grand talent et aussi ses
vertus privées et.son désintéressement dans les affaires lui
avaient acquise, par sa nature d'esprit, la tendance de ses
études, Thouret devait suivre et bientôt prendre une part
active au grand mouvement qui agitait la Société. En 1787,
Thouret, nommé procureur-syndic de l'Assemblée provinciale de la généralité de Rouen, fit en cette qualité un rapport fort remarquable sur l'état de la province (2), il indiquait avec une grande sagesse les améliorations qu'il était
possible d'introduire dans l'administration. Mais ces intérêts locaux vont bientôt faire place à des préoccupations plus
graves encore et d'un autre ordre. On voulait enfin traduire
en réalité ces théories des philosophes, qui maintenant
étaient dans tous les esprits ; d'autre part, la détresse du
trésor inspirait de vives alarmes. Brienne proposait de nouveaux impôts, le Parlement résistait et « le peuple, dit
» M. Thiers (t. I, p. 9), ne démêlant pas bien encore ses vrais

---

(1) FLOQUET, *Hist. du Parlement de Normandie*, t. VII, p. 35.
(2) *Procès-verbaux des séances de l'Assemblée provinciale de la
généralité de Rouen*, 1787. Bibl. de Caen.

» amis, applaudissait tous ceux qui résistaient au pouvoir,
» son ennemi le plus apparent. » La résistance des Parlements était générale ; à Rouen elle fut très-vive et soutenue
par la population. Cependant les vrais motifs des refus in-
téressés du Parlement d'enregistrer les édits, n'échap-
paient pas aux esprits éclairés, et sans se séparer ouverte-
ment de son Ordre qui, en 1788, fut entièrement dévoué
au Parlement, Thouret applaudissait en secret aux mesures
proposées par Brienne, et surtout aux plans de réorganisation judiciaire de Lamoignon, qui bien qu'insuffisants
était un pas fait dans la voie de réformes qu'il appelait de
tous ses vœux.

Dans la lutte, le mot d'États Généraux avait été prononcé,
tout le monde y vit le salut ; la Cour se décide enfin à les
convoquer. Mais tout d'abord, vous le savez, Messieurs, se
présentaient deux questions qui contenaient toute la révolution ; quel serait le rôle du Tiers ? Aurait-il une représentation égale en nombre à celle des ordres privilégiés ? Dé-
libérerait-on par ordres ou par têtes ? La Cour effrayée de
l'opposition des Parlements, de la noblesse et du clergé,
appelle le peuple à son aide ; elle provoque l'agitation autour de ces questions ; elle prescrit des recherches sur la
réunion, la tenue des États, elle invite les corps et les so-
ciétés savantes à émettre leur avis. L'impulsion ainsi don-
née se propage avec rapidité, et de tous côtés surgissent
d'innombrables écrits réclamant le *doublement* du tiers. Les
ordres privilégiés invoquent les anciens usages et deman-
dent les formes de 1614. La Cour, saisissant l'occasion de
séparer la cause du peuple de celle des ordres privilégiés,
croyant ainsi dissoudre l'opposition à son profit et se rendre
la nation favorable, décide que le tiers aura une double représentation (arrêt du Conseil, 27 décembre 1788).

Parmi les écrits qui revendiquaient les droits du Tiers,

nous en remarquons deux dont Thouret était l'auteur, l'un *Mémoire pour le Tiers-Ordre présenté à la Municipalité;* l'autre, *Mémoire présenté au Roi par les avocats au Parlement de Normandie*, qui provoqua de la part de tous les colléges d'avocats de la province, des réponses conçues dans le même esprit. Cependant il paraîtrait que ce mémoire n'était pas l'expression des sentiments de la majorité des membres du barreau qui restait fidèle au Parlement. En effet, la scission que la Cour avait prévue et provoquée venait de s'opérer à Rouen dans l'opposition. En enregistrant l'édit de convocation des États Généraux, le Parlement avait ajouté cette clause expresse, que l'on suivrait les anciennes formes, celles de 1614. Les yeux s'ouvrirent, et bientôt disparurent ces sympathies que le Parlement avait trouvées jadis en 1771 et en 1788 dans la population et à l'Hôtel-de-Ville, alors qu'on voyait en lui le protecteur des libertés publiques. Néanmoins, habitué de longtemps à regarder la cause du Parlement comme la sienne, l'ordre des avocats ne l'avait jamais abandonné, l'avait toujours soutenu pendant l'exil.

Aussi trouvons-nous la majeure partie de cet ordre opposée aux réformes demandées de toutes parts, et lorsqu'il envoya des députés à l'Assemblée du Tiers-État du bailliage de Rouen, il leur donna des instructions écrites qui tendaient au maintien de l'état de choses existant. Nous verrons bientôt comment elles furent suivies.

L'Hôtel-de-Ville héritait de la popularité que le Parlement venait de laisser échapper; c'était le lieu des réunions du Tiers-État, et déjà l'on y préparait le cahier des doléances. Depuis quelque temps, désertant presque le Palais pour l'Hôtel-de-Ville, Thouret était devenu l'âme et le centre de ces réunions. Il s'était trouvé porté naturellement à la tête du mouvement populaire, et s'efforçait de lui imprimer

une utile direction. Il fallait éviter l'écueil où avaient
péri les précédents États Généraux, c'est-à-dire l'incertitude,
la contrariété des cahiers. Il fallait, par un travail prépara-
toire, éliminer les demandes inutiles, injustes ou qui nées
de vues ou d'intérêts particuliers, pouvaient tendre à arrêter le mouvement général. Ces idées, Thouret les mit en
lumière dans les brochures qu'il publia en février 1789,
Avis aux bons Normands, etc. *Suite de l'Avis,* etc. Dissiper
les appréhensions des privilégiés, modérer des prétentions
qui alors paraissaient exorbitantes ou intempestives ; mais
aussi maintenir et raffermir le Tiers-Ordre dans la reven-
dication de ses droits légitimes, tel était le but que Thouret se proposait dans ses brochures. Il insistait surtout sur
l'importance de l'unité dans les demandes ; puis abordant
l'objet même des réformes, il proposait, comme bases des
cahiers à rédiger, les idées qui furent le fonds même de la
Constitution. Ces brochures, autour desquelles s'engagea
une vive polémique et qui eurent une très-réelle influence
en Normandie et au dehors, désignaient naturellement
Thouret au choix du Tiers-État de Rouen, pour la rédaction du cahier des doléances ; ce fut un des plus remar-
quables par la sagesse des demandes et la juste appréciation
des besoins. Plusieurs articles passèrent même sans modi-
fication dans la Constitution de 1791. Outre les idées expri-
mées dans l'*Avis aux Normands,* on insistait beaucoup sur
la réforme de l'organisation judiciaire, l'abolition de la
vénalité des charges, des épices, sur la régénération de la
magistrature par l'élection, sur la réforme des lois et de la
procédure, la suppression de degré de juridiction. — Que
devaient penser de ces propositions hétérodoxes et le Parlement et l'ordre des avocats ? — Les députés n'avaient guère
tenu compte des instructions conservatrices qui leur avaient
été remises. Sous l'inspiration de Thouret, trois d'entre

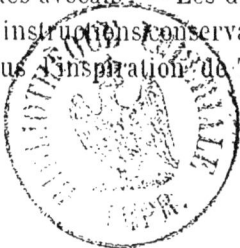

eux, Ferry, Frémont, Ducastel, qui tenaient la première
place au barreau, étaient passés dans le camp de la réforme.
La première nouvelle de leur défection soulève l'indigna-
tion de l'ordre, et il leur est enjoint d'avoir à protester
contre les propositions condamnées ; puis un désaveu for-
mel leur est infligé et sommation leur est faite de venir
rendre compte de leur mission. La population intervient
au débat ; vingt écrits, pour ou contre les transfuges, en-
tretiennent la fermentation. Au jour dit, les inculpés se
présentent, accompagnés de Thouret : ils rapportent ce qui
s'est passé, exposent leur conduite et les motifs qui l'ont
dictée ; les nouvelles id. es remportèrent encore, ce jour-
là, la victoire : un revirement subit s'opère, et l'ordre, à
la majorité, exprime à ses délégués sa reconnaissance
de l'intelligence et de l'exactitude avec laquelle ils ont
rempli leur mission. — Cependant cinquante-deux avocats
protestent contre cette délibération. Les procureurs protestent également et mettent les avocats en interdit : les
avocats y mettent les procureurs et les défèrent au Parlement, qui n'ose prendre parti. A la faveur de la lutte, les
cinquante-deux avocats dissidents se réunissent à la majorité et le combat recommence plus acharné jusqu'au moment où, selon le mot de Lameth, les Parlements seront
enterrés vifs (1).

Depuis longtemps, Thouret, que nous voudrions suivre
au milieu de cette vaste scène dont l'action principale ab-
sorbe . tellement l'intérêt que les individualités les plus
marquées disparaissent dans l'ensemble, Thouret, disons-
nous, n'était plus à Rouen ; c'est à Versailles qu'il nous faut
suivre le député du Tiers-État de Rouen. Les États Géné-

(1) Voir les détails de cette lutte dans l'*Hist. du Parlement de
Normandie* de M. FLOQUET, t. VII, p. 462 et s.

raux sont ouverts, mais le Clergé et la Noblesse refusent
de se réunir au Tiers pour la vérification des pouvoirs,
Thouret est un des commissaires conciliateurs. Les efforts
des commissaires du Tiers et des commissaires royaux
demeurent stériles devant la résistance des privilégiés : l'Assemblée se constitue en Assemblée nationale, un magnifique serment lie irrévocablement ses membres à l'œuvre de
régénération.

En tête de la Constitution, et comme son fondement
même, Lafayette avait proposé de placer une Déclaration
des droits de l'homme ; était-il dangereux de proclamer les
droits de l'homme, sans rappeler ses devoirs ? Était-ce bien
là même l'œuvre du législateur ? C'est ce que nous n'avons
pas à examiner. Sieyès, Lafayette, Mounier, au nom du
Comité, présentaient différents projets : celui de Mounier
fut adopté après quelques modifications empruntées à des
travaux particuliers. Thouret avait présenté un projet et
publié en même temps une analyse des idées principales
sur la reconnaissance des droits de l'homme et les bases de
la Constitution ; travail remarquable de netteté et de précision. Plus logique que la déclaration adoptée qui, sous le
titre de déclaration des droits, réunit et confond des
maximes, des principes, des définitions, le projet de Thouret
reconnaît trois droits générateurs, d'où dérivent tous les
autres, liberté, propriété, égalité. Pour la garantie du libre
exercice de ces droits, quatre pouvoirs distincts sont cons-
titués : le pouvoir législatif, le pouvoir exécutif, le pouvoir
administratif, le pouvoir judiciaire. Entrant alors dans
l'examen de la Constitution, il développe un plan d'organisation de tous ces pouvoirs en insistant sur le principe
de leur séparation. Cette rapide esquisse contient déjà
toute la Constitution et principalement l'organisation
législative et la réforme judiciaire ; si l'organisation admi-

nistrative ne se dégage pas encore dans son esprit telle que
la provoqueront les événements, du moins attache-t-il
déjà une grande importance aux Assemblées provinciales
et municipales, auxquelles il départit de sérieuses attribu-
tions. — Ces travaux avaient acquis à Thouret une juste
autorité parmi ses collègues, et le 1er août il fut élu président de l'Assemblée ; mais alors se produisit un fait assez
singulier : lors de la proclamation du scrutin, des murmures s'élevèrent dans la salle, Thouret refusa l'honneur
qui lui était conféré, et donna sa démission. Si l'on cherche
la raison de cette opposition inattendue, on trouve des
explications diverses : la plus vraie et la plus naturelle est
celle qu'en donne Bailly dans ses *Mémoires* (1). Thouret
avait obtenu 406 voix, Sieyès, son concurrent, 402. La popularité de Sieyès, la renommée naissante de Thouret,
leur constituaient à chacun un parti : ces deux partis
s'étaient choqués. Selon l'heureuse expression de M. Michelet (2), Thouret fut le *Sieyès pratique* de l'Assemblée :
c'était donc la lutte de la conception idéale contre l'idée
pratique ; la vive et réelle image de l'Assemblée constituante elle-même, dont l'erreur fut de trop unir parfois le
rêve à la juste appréciation des choses. — Le marquis de
Ferrières (3), au contraire, attribue ces murmures à une
manœuvre politique. Selon lui, Thouret passait alors pour
être vendu à la cour, et les agents de la révolution, voulant
en ce moment décisif un homme qui leur fût entièrement
dévoué, auraient suscité contre lui ce mouvement. Peut-être
ces bruits avaient-ils été répandus ; mais le caractère de
Thouret atteste leur fausseté : toute sa carrière politique,

(1) V, *Mém. de Bailly*, t. II, p. 198. Coll. Barrière.
(2) MICHELET, *Hist. de la Révolution*, t. II, p. 28.
(3) *Mém. de Ferrières*, t. I, p. 180. Coll. Barrière.

sa vie antérieure, ses écrits, ses discours ont prouvé sura-
bondamment le noble sentiment d'indépendance qui l'ani-
mait; et s'il céda devant les murmures du parti qui avait
nommé Sieyès, ce fut au milieu des applaudissements de
tous qu'il donna les généreux motifs de sa retraite : « C'est,
« disait-il, en sentant tout le prix de l'honneur que vous
« m'avez déféré et qui ne pourrait pas m'être ravi, que j'ai
« le courage de me refuser à sa jouissance, quand sous
« d'autres rapports il eût été peut-être excusable de pen-
« ser que le courage était d'accepter. J'aurai encore assez
« de force en cet instant, je prendrai assez sur moi-même
« pour sacrifier au majestueux intérêt de votre séance, des
« détails dont l'objet même me serait personnel ; je sens
« bien que l'individu doit disparaître où les soins de la
« cause publique ont seuls le droit de se montrer et de
« dominer. Qu'il me soit seulement permis de dire que je
« suis capable et digne de faire à cette grande cause tous
« les sacrifices à la fois, et que c'est à ce double titre que je
« viens vous demander de recevoir mes remercîments et
« ma démission. » L'Assemblée jugea bien d'ailleurs qu'il
n'y avait eu là que la rivalité de deux partis et rien qui
pût entacher l'honneur de Thouret ; car elle donna la pré-
sidence, non à Sieyès, son concurrent, mais à Chapelier.
Si je me suis arrêté à cet incident, Messieurs, c'est que
Thouret n'a pas été à l'abri des attaques passionnées diri-
gées contre les hommes de cette époque ; mais heureuse-
ment son caractère résiste à l'épreuve de la critique, et les
allégations portées contre lui s'évanouissent quand on les
examine de près.

Vous savez, Messieurs, quels grands événements s'accom-
plissent alors : la nuit du 4 août inaugure une ère nouvelle;
mais après avoir tout détruit, il faut réédifier; le mois de
septembre est consacré à l'organisation du pouvoir royal et

du Corps législatif. Nous ne pouvons suivre Thouret au milieu des innombrables discussions qui vont se succéder, nous voudrions nous borner à indiquer quelle part il prit aux principales questions et ce qui lui appartient en propre : ce serait bien étudier son rôle politique que d'entrer sur ses pas dans la lice où se débattent les prérogatives de la royauté. Mais ici le sentiment de mon incompétence vient s'ajouter à mon désir, mal satisfait, d'être court. Ce sont en effet des problèmes dont la solution a déjà tant varié qu'elle peut paraître n'être pas absolue. Comment l'entendit l'Assemblée constituante ? La nation souveraine veut par ses délégués ; le roi consent et exécute, ou bien refuse et suspend l'exécution pendant deux législatures. Était-ce vérité ou erreur ? On a beaucoup écrit pour et contre : le procès est encore pendant et nous n'en sommes pas juge. En tout cas, s'il y avait faute, cette faute n'était-elle pas inévitable entre ceux qui ne voulaient rien céder et ceux qui voulaient tout avoir ? Ce ne sont pas d'ailleurs les fautes de la Constitution de 1791 qui ont amené sa ruine : quels systèmes politiques eussent pu arrêter le souffle révolutionnaire ? Et puis que faire dans la situation ? Deux systèmes opposés renfermaient tous les autres. D'une part Mounier, Lally-Tollendal proposaient la Constitution anglaise : deux chambres avec la sanction royale ; d'autre part Sieyès avec un système radical : la nation veut, le roi exécute ; pas de *veto*, une seule Chambre. A qui faut-il confier le pouvoir modérateur d'une Assemblée qui a le droit d'initiative ? A une Chambre haute ? Mais après une révolution faite principalement contre l'aristocratie, on le juge impossible, soit en théorie, soit en considération de l'état des esprits. Il faut donc donner le *veto* au roi : doit-il être absolu ? Oui, s'écriait Mirabeau. Mais en présence du peuple soulevé, menaçant, qui ne sait pas ce que c'est que le *veto*, mais pour lequel

le *veto* c'est la tyrannie, il faut encore écarter le *veto* absolu, et se rattacher à une solution qui sauve le principe
de la sanction royale, sans en altérer sensiblement les
effets : c'était le *veto* suspensif pendant deux législatures,
« temps nécessaire, disait Thouret, pour faire échouer un
« premier mouvement, et pour donner le temps à l'opinion
« publique de s'éclairer. » Ce fut en effet le système qu'il
adopta, qu'il soutint avec une remarquable puissance et
qui triompha. Nous nous contentons de le rappeler, sans
prétendre le juger.

Effrayés de la marche de la révolution, Mounier, Lally-
Tollendal et d'autres membres du comité de constitution se
retirent ; un nouveau comité est formé le 15 septembre,
Thouret y entre en premier ordre, avec Sieyès, Target,
Talleyrand-Périgord, Desmeuniers, Rabaud-Saint-Etienne,
Tronchet, Lechapelier. Au milieu de ce groupe d'hommes
célèbres, il se fait remarquer par l'élévation de ses con-
ceptions et ses talents d'organisation. Il devient bientôt le
membre le plus influent du comité dont il est presque le
continuel rapporteur. Mêlé à toutes les luttes, nous le verrons, toujours sans parti pris, ne recherchant que la vérité,
tour à tour auxiliaire ou adversaire des chefs du parti de
l'action, des Mirabeau, des Sieyès, des Barnave, des Lameth ; avec moins de passion, une éloquence moins entraî-
nante, tantôt il les soutiendra de sa raison puissante, tantôt
il saura leur résister et le plus souvent il triomphera,
parce que moins préoccupé des réformes politiques que
des réformes sociales, il apporte un esprit plus dégagé des
tendances de parti, une plus sage perception des besoins,
une plus juste entente des moyens, parce qu'enfin peut-être
il est mieux dans la pensée de l'œuvre de la Constituante
qui n'est point l'établissement de telle forme de gouvernement, mais la régénération sociale par l'avénement des

idées du droit et de la liberté et l'application de ces idées aux institutions.

L'attention et la préoccupation de l'Assemblée s'étaient d'abord portées sur les réformes politiques ; mais au milieu de ces grandes luttes, on oubliait facilement la détresse des finances. Les emprunts de Necker n'avaient pas réussi, le vote du quart du revenu n'était lui-même qu'une ressource passagère : le remède radical, l'évêque d'Autun l'indiquait : les biens du clergé étaient le patrimoine de la nation, capital auquel il fallait enfin recourir pour éviter « la hideuse banqueroute. » L'évêque d'Autun, Mirabeau proposaient de déclarer les biens du clergé propriété de la nation. Cependant les efforts de Maury produisaient quelque hésitation dans l'Assemblée, lorsque Thouret montant à la tribune décida le vote en faveur de la motion. Généralisant la question et l'appliquant aux domaines de la couronne ainsi qu'aux biens du clergé, il demandait que ces biens redevinssent disponibles entre les mains de la nation, celle-ci subvenant aux besoins du culte et de la liste civile. Puis examinant la question en droit pur, il établissait que la motion de Mirabeau était la conséquence nécessaire de l'abolition des ordres : en cessant d'être un ordre, le clergé perdait la qualité de propriétaire : sa propriété disparaissait avec sa personnalité morale.

Le droit des particuliers, dit-il, existe indépendamment de la loi, il est antérieur à elle ; elle ne le crée point, elle le reconnaît. « Les corps au contraire n'existent que par la « loi ; ils n'ont aucun droit réel par leur nature, puisqu'ils « n'ont pas même de nature propre. Ils ne sont qu'une fic- « tion, qu'une conception abstraite de la loi, qui peut les « faire comme il lui plaît, et qui après les avoir faits peut « les modifier à son gré..... la même raison qui fait que la « suppression d'un corps n'est pas un homicide, fait que

« la révocation de la faculté accordée aux corps de pos-
« séder des fonds de terre ne sera pas une spoliation (1). »
Quelque opinion que l'on puisse avoir sur la loi du 2 novembre 1789, il faut reconnaître la modération de ce langage; c'est uniquement une discussion de droit appuyée de
considérations économiques ; mais aucune expression,
aucune idée n'indique ou ne permet de soupçonner chez
l'auteur de ce discours des sentiments d'hostilité préconçue
contre le clergé.

Faut-il diriger contre Thouret de plus graves accusations
pour avoir, le 13 février 1790, provoqué la suppression des
ordres religieux? Mais quel était le caractère de cette loi,
l'esprit de la motion? — La liberté. — En effet, Thouret
s'exprimait ainsi : « En faisant des lois, les citoyens ne peu-
« vent être considérés que sous les rapports d'homme à
« homme, mais non pas sous les rapports de l'homme à
« Dieu, non pas sous les rapports des engagements de
« conscience; ils ne sont pas du ressort des lois civiles, ils
« appartiennent tout entiers aux lois éternelles. L'autorité
« civile gouvernante ne peut se mêler des vœux religieux,
« par conséquent la loi ne peut les reconnaître. Cela ne les
« interdit ni ne les proscrit. » Et vous vous rappelez,
Messieurs, que cette loi faisait une pension convenable aux
membres des congrégations religieuses qui voulaient en
sortir et laissait « l'asile du cloître aux religieux jaloux de
« mourir sous leur règle. » C'était donc bien un esprit
libéral qui dictait ces mesures.

L'Assemblée continuait son œuvre: toutes les institutions
comparaissaient à sa barre: « Aucune institution vicieuse
« ne doit survivre, disait-on, aucun moyen de prospérité
« publique ne doit échapper au mouvement général qui

(1) V. *Mon.* du 23 octobre 1789.

« reconstitue toutes les parties de l'empire. » En premier
lieu, les yeux se portaient sur l'administration intérieure;
là surtout manquait l'unité, base de la constitution nouvelle. La désorganisation du pouvoir, l'attente d'un nouvel
état de choses rendaient le moment favorable pour opérer
dans les divisions territoriales cette réforme que les publi-
cistes réclamaient depuis longtemps. Inégales, irrégulières,
confuses, ces divisions variaient à l'infini; chaque genre de
pouvoir et d'autorité avait une division particulière; aucune
concordance ne les reliait entre elles. Et puis une idée
supérieure s'élève et se dégage : « Est-ce que nul symptôme,
« disait Thouret, n'annonce la tendance des âmes à se con-
« fondre, la tendance des intérêts à s'identifier dans une
« vaste et sainte alliance? C'est là un mouvement qu'il
« faut comprendre, faciliter, mettre à profit. — Qui ne
« sentirait que l'attachement à la grande union nationale
« vaut mille fois mieux que l'état de corporation partielle?
« — Si nous mettions des intérêts provinciaux à la place
« de l'intérêt national, oserions-nous nous dire les repré-
« sentants de la nation? » La réorganisation administrative
avait été la première préoccupation du nouveau comité de
Constitution. Dès le 29 septembre, Thouret présente un
rapport sur les bases de la représentation et de l'administration. Ce n'est cependant que le 3 novembre qu'a lieu la
discussion, jour mémorable, dit M. Michelet, « qui brise
« les Parlements, les états provinciaux, divise les provinces
« et rompt les fausses nationalités malveillantes et résis-
« tantes, pour constituer dans l'esprit de l'unité une nation
« véritable. » Diviser le pays en parties à peu près égales
en étendue, en population, en richesse, choisir les bases de
ces divisions telles qu'elles pussent en même temps servir
pour la représentation, l'administration, l'organisation
judiciaire, tel était le but à atteindre. On adopta le plan du

comité ; quatre-vingt-trois départements divisés en districts, les districts en cantons ou communes. — Chacune de ces divisions est représentée par une assemblée élective divisée en deux sections, l'une délibérante, l'autre exécutive. — Pour l'élection, des assemblées primaires nomment des électeurs qui choisissent les députés et les administrateurs et désignent à tous les emplois. — Le temps a modifié ce système ; le principe de l'élection des administrateurs a disparu, d'autres changements de détail y ont été apportés ; mais l'ensemble dans ses heureuses proportions est resté debout. Tout a été dit, Messieurs, sur ce puissant système de centralisation qui a donné à tout l'empire l'unité, l'homogénéité et distribué dans toutes ses parties une rapidité et une facilité d'action qui ont fait la force et la grandeur de la France. — Aussi sera-ce la gloire de Thouret d'avoir été le principal promoteur et l'ardent défenseur de cette réorganisation administrative et territoriale. Il avait un redoutable adversaire, Mirabeau, et la lutte fut longue et sérieuse entre les deux projets. Mirabeau prenait pour base la population seule, multipliait les divisions supérieures et en les portant à cent vingt croyait pouvoir supprimer les divisions inférieures, Thouret regardait avec raison les administrations communales « comme « de première nécessité pour assurer les mouvements de la « machine, les rendre plus réguliers, plus sûrs, et plus « rapides. » Après une longue discussion, il put faire prévaloir son système et l'expérience lui a donné raison en faisant descendre la vie des cantons aux communes.

Si l'harmonie et la puissance du plan excitent notre admiration, nous la sentirons redoubler si nous considérons en combien de temps, au milieu de quels travaux l'énergie de ces hommes décrète, entreprend et termine cette gigantesque opération : en moins de trois mois, tout est organisé, et en même temps il a fallu régler la vente des biens du clergé, lutter contre les Parlements, discuter les mesures financières, décréter les assignats et délibérer sur la réforme judiciaire.

La suppression des Parlements ne fut qu'un incident de la division territoriale; elle était la conséquence de la suppression des provinces. Les Parlements soutenaient contre l'Assemblée la lutte qu'ils avaient soutenue contre la royauté; ils avaient soulevé des divisions et des troubles à Rouen, à Rennes, à Metz, à Bordeaux: la nécessité d'assurer la perception des impôts et l'établissement des Assemblées provinciales les désignaient aux décrets unitaires de l'Assemblée. Aussi le 3 novembre, le jour même où Thouret présentait son rapport sur la division territoriale, Lameth propose de décréter la prorogation des vacances des Parlements et de charger les chambres des vacations de rendre la justice; cette motion, fortement appuyée par Thouret, est immédiatement adoptée. « Les Parlements sont en vacances, disait « Mirabeau, qu'ils y restent pour n'en plus jamais sortir. « Ils passeront sans qu'on s'en aperçoive de l'agonie à la « mort. » C'était l'arrêt définitif qui les frappait. En effet, la régénération judiciaire se préparait et ils ne pouvaient trouver place dans cette nouvelle organisation. L'activité du comité de Constitution ne se ralentissait pas et Thouret libre enfin de traduire en projet de loi les vœux qu'il exprimait depuis si longtemps, reprenait et développait les idées déjà exposées par Bergasse et préparait toute une série de décrets qui allaient devenir la célèbre loi des 16-24 août 1790.

Déjà l'Assemblée avait proclamé les nouveaux principes du droit pénal sur le droit de punir, l'égalité des peines, leur proportion avec le crime. Une réforme peut-être encore plus radicale allait transformer l'organisation judiciaire. On allait déplacer complétement les bases sur lesquelles

elle reposait, les rétablir dans leur vérité absolue, indépen-
dante de la forme des instruments par lesquels le pouvoir
judiciaire peut être exercé, forme variable, elle, jusqu'à un
certain point. Ces erreurs que l'on voulait proscrire, ces
abus que l'on voulait renverser, c'était d'abord que le droit
de rendre la justice fût un droit patrimonial, c'était l'héré-
dité, la vénalité des charges, l'obligation de payer le juge;
c'était, en second lieu, la confusion des pouvoirs; en troisième lieu, c'étaient les tribunaux privilégiés, les procédures
privilégiées pour des plaideurs privilégiés. — Il fallait rappeler et proclamer les vrais principes du pouvoir judiciaire.
Thouret proposait de reconnaître comme maximes inalté-
rables: que la justice est rendue au nom du roi, les juges
élus par le peuple, institués par le roi, la justice gratuite et
la proscription de la vénalité des charges; en second lieu,
la séparation complète des différents pouvoirs; en troisième
lieu, la suppression des priviléges de juridiction, des dis-
tractions de ressort, des tribunaux d'exception, la liberté
de la défense; et enfin, en ce qui concernait l'organisation
même des instruments du pouvoir judiciaire, que les tribunaux fussent suffisamment rapprochés des justiciables, et
ne fussent pas plus nombreux que ne l'exigeait l'ordre du
service (1). Sur ces idées premières tout le monde était
d'accord, mais lorsqu'il fallut réorganiser ce que l'on venait
de détruire, alors éclatèrent les divergences, surgirent les
systèmes. La question principale était l'établissement du
jury en matière criminelle et en matière civile. Quel serait
le rôle de la magistrature? — La confiance qu'inspirait l'institution de ces juges du fait renouvelée des lois romaines,
des anciennes lois normandes et réimportée d'Angleterre, fit
accueillir avec enthousiasme le jury en matière criminelle:

(1) V. *Monit.* du 24 mars 1790.

« La liberté ne serait sauve, disait-on, qu'autant que l'accusé serait jugé par ses pairs et le juge réduit à l'impassi-
bilité de la loi. » — Mais ce n'était point assez : une impo-
sante majorité, dirigée par Sieyès, Barnave, Duport, Robespierre, réclamait l'établissement du jury en matière civile.
— On invoquait l'exemple des lois anglaises, qu'il était,
disait-on, facile de perfectionner ; on apportait une considération puissante à cette époque, l'avantage de supprimer
l'appel et les corps de juridiction supérieure ; enfin, l'exécution ne présentait pas d'obstacles : tout procès, disait-on,
peut se réduire à un syllogisme dont la majeure est le fait,
la mineure la loi et le jugement la conséquence. On serait
facilement séduit par l'illusion de ces perfections spécula-
tives qui flattent l'imagination ; mais la raison et l'expérience
ramènent à un sentiment plus juste de la réalité. Avec ses
quarante-cinq ans d'études pratiques, Tronchet représenta
l'expérience ; il se déclara l'adversaire du jury civil, il démontra l'impossibilité dans notre législation de dégager
suffisamment le fait du droit. Chez les Anglais, la preuve
testimoniale étant généralement admise, le fait, résultant
de preuves matérielles et extérieures, pouvait facilement
être distingué du droit. Dans notre législation, au contraire,
ce que l'on aurait à examiner le plus souvent, ce ne serait
pas le fait, ce serait l'esprit de l'acte, la capacité des parties,
la validité de la convention. En thèse générale donc, et
dans l'état de la législation la distinction du fait et du droit
était inadmissible. Cependant la majorité hésitait encore ;
Thouret par accommodement proposa d'ajourner la question
jusqu'après la réforme des lois. C'était un peu l'ajournement
des Parlements ; car il ne laissait guère d'espoir. « Il ne
« s'agit pas ici, disait-il, d'un peuple nouveau, simple dans
« ses mœurs et dans ses transactions civiles... Chez une
« grande nation riche, active, industrieuse et où la civili-

« sation parvenue à son dernier période développera sans
« cesse les combinaisons infinies qui agitent et croisent
« tous les intérêts, on aura beau vouloir simplifier la légis-
« lation, il est impossible qu'elle ne soit pas toujours la
« matière d'une science étendue, et que la juste application
« des lois aux cas particuliers ne soit pas un talent diffi-
« cile, fruit tardif de l'étude et de l'expérience réunies. »
--Sieyès croyait trouver la solution de la difficulté en
proposant un jury composé d'hommes de loi, à la fois juges
du fait et du droit; mais cette combinaison nécessitait un
nombre d'hommes de loi qu'il était impossible de réunir et
d'indemniser; ce n'étaient ni des jurés ni des juges: ce n'était
ni l'impartialité ni la science : on les a définis des *jugeurs ;*
et l'obstacle très-sérieux sinon invincible était d'en trouver
450 par district. — Aussi Thouret put-il facilement faire
écarter ce système trop ingénieux; et le 30 avril, l'Assemblée décréta qu'il serait établi des jurés au criminel, et
qu'il n'y en aurait pas en matière civile. Cependant cette
thèse, Messieurs, n'a pas été abandonnée ; elle a été reprise,
mais dans des termes différents par d'excellents esprits; elle
a encore, il est vrai, sous cette forme trouvé de *nouveaux*
adversaires; néanmoins la question de l'extension des jurys
spéciaux dont le germe se trouve dans les tribunaux de
commerce et de prud'hommes reste entière; jusqu'à quel
point pourrait-on étendre les jurys spéciaux dans les
questions *d'art*, de brevets d'invention, d'exécution d'entre-
prise, ou dans les questions de fait, d'interdiction, de séparation de corps, de déclaration d'absence, d'allocation de
dommages et intérêts? Jusqu'à quel point d'autre part
l'exécution serait-elle possible, et pourrait-on dégager le
fait dans les questions complexes? — Vous comprenez,
Messieurs, que ce sont là des difficultés que je n'entrepren-
drai point de résoudre.

Tronchet et Thouret, dont les efforts réunis avaient fait écarter le jury en matière civile, devaient plus tard se diviser sur la question capitale que soulevait le règlement de la procédure devant le jury criminel : quelle serait la nature des éléments d'appréciation soumis au jury ? Admettrait-on les preuves écrites, un débat oral suffirait-il (1) ? Une magnifique discussion s'engagea, elle fut vraiment digne de tels adversaires ; Tronchet demandait qu'au moins les dépositions de l'audience fussent écrites ; mais Thouret démontra qu'outre la longueur et la fatigue qui en résulteraient, c'était mettre le jury dans la nécessité de juger sur le vu et par l'examen d'un cahier complet de procédures écrites, c'était rétablir le système de la conviction légale, conviction forcée et artificielle dictée au juge par la loi, et souvent désavouée par la conscience. La preuve morale, la conviction du juré, telle est la seule règle qui doit être admise ; elle est au-dessus des préceptes, elle est aussi plus sûre qu'eux dans l'application. C'est le plus sûr criterium de la vérité humaine.

Après la question de l'établissement du jury, on examina l'organisation des tribunaux civils. Seraient-ils sédentaires ou ambulants ? On plaisanta beaucoup ces *chevauchées de magistrats jugeant un pied à l'étrier ;* on représentait le juge voyageant en compagnie de Barthole, etc., et l'institution des juges ambulants fut écartée. Cependant Thouret, au moins dans une certaine mesure, n'était pas ennemi de cette combinaison. Il la repoussait pour les tribunaux de district, mais il la faisait entrer pour une partie dans l'organisation des tribunaux d'appel. La situation était différente. On voulait des tribunaux d'appel simples, composés de peu de juges, non permanents, sans influence, enfin dépouillés

(1) *Mon.* du 28 décembre 1790.

de tout caractère, de toute attribution qui pût rappeler
même de loin, les corps puissants que l'on venait de renverser. On avait proposé des cours de vingt juges, perma-
nentes ; la crainte posthume qu'inspiraient les Parlements
avait fait rejeter bien loin cette idée. Thouret imagina un
tribunal supérieur par département, comprenant deux sections, l'une sédentaire, composée de trois juges, jugeant les
affaires sommaires et les interlocutoires, l'autre ambulante,
composée de trois juges faisant le service de quatre départements, et venant se réunir deux mois et demi chaque
année à la section sédentaire. C'était une imitation des
grands-juges anglais. Mais on craignit encore leur puissance. Vous vous rappelez, Messieurs, quel système fut
adopté. Sur une liste composée de sept tribunaux voisins,
chaque partie en récusait trois, le survivant jugeait
l'appel.

Nous ne saurions entrer dans de plus longs détails sur
cette loi des 16-24 août, à laquelle Thouret prit une si
grande part ; nous ne pouvons cependant quitter la réorganisation judiciaire sans parler de deux de ses plus fé-
condes innovations, dues en grande partie à Thouret : je
veux parler de l'institution des juges de paix et de l'institution du tribunal de cassation.

Ainsi complété, l'édifice que la Constituante avait élevé
pouvait défier le temps ; de l'organisation judiciaire comme
de l'organisation administrative, le principe de l'élection
devait disparaître, ainsi que les dispositions dictées par les
circonstances politiques et les imperfections de détail, in-
séparables de l'élan des esprits ; mais l'ordonnance générale de l'œuvre est définitive ; des juges placés au seuil
pour en éloigner les plaideurs, veiller à la conservation
des droits des mineurs et des absents ; au-dessus un tribunal pour juger ; un mode de révision comme garantie ; au-

dessus de tout cet ensemble, un tribunal gardien suprême de la loi et des formes.

L'achèvement de la réforme judiciaire ne termine pas le rôle de Thouret à l'Assemblée constituante ; la Constitution est loin d'être achevée, les événements se précipitent, les idées se modifient, les discussions deviennent de plus en plus vives, passionnées, inquiétantes. Nous ne pourrions y suivre Thouret sans rencontrer de nouveau ces problèmes politiques que notre inexpérience doit écarter. Qu'il nous soit seulement permis de rappeler les derniers efforts de Thouret pour assurer la conservation de l'ordre qui venait d'être établi (1). N'en fallait-il pas confier la garde à ceux-là même qui l'avaient conçu ? En vain Thouret s'efforça-t-il de démontrer l'importance capitale de la réélection des députés pour la durée de la Constitution, en vain Duport s'écrie-t-il : « Depuis qu'on nous rassasie de principes, que « le mot même comme tant d'autres est devenu trivial, com- « ment ne comprend-on pas que la stabilité est aussi un « principe de gouvernement ? » Les royalistes et les répu- blicains votent la non-rééligibilité des députés, en haine des constitutionnels, et ceux-ci par une fausse générosité. Un homme se fait l'ardent défenseur de cette mesure : « C'est « au nom de la vertu, de l'amour de la paix, de l'ordre, « des lois et de la liberté, qu'il demande cet acte de grand « exemple d'amour pour l'égalité, d'attachement exclusif « au bonheur de la patrie. » Cet homme, c'est Robespierre ; c'est encore lui qui va demander la déchéance du roi et sa mise en accusation, c'est encore lui qui soulève et ameute la gauche et les tribunes contre les constitutionnels, lors- qu'ils tentent de rendre à la royauté quelques-unes de ses prérogatives ; les voix de Barnave, de Malouet, de Thouret,

(1) *Mon.* du 16 mai et s. 90.

sont étouffées par les cris des tribunes. Enfin, la Constitution est achevée, l'effervescence semble se calmer, l'enthousiasme renaître comme aux premiers jours de la révolution, et Thouret, nommé pour la quatrième fois président de l'Assemblée, croyait pouvoir dire au roi, le 30 septembre, « En acceptant la Constitution, Sire, vous avez terminé la « révolution. »

Ici finit la vie politique de Thouret ; comme dernier président, il avait prononcé la clôture de l'Assemblée, mais avant la séparation, il avait fait décréter la réalisation du vœu national, l'unité de législation, la rédaction d'un Code civil : digne couronnement de la vie politique du principal auteur de la réorganisation judiciaire.

Elu président du tribunal de cassation, Thouret resta dès lors étranger aux mouvements des partis. Il consacrait les loisirs que lui laissaient ses hautes fonctions à l'instruction de son fils, composant pour lui des traités d'éducation, des grammaires, des tableaux chronologiques.

Au milieu du déchaînement populaire, la fermeté de son caractère ne se démentit pas, et au moment où d'autres refusaient cet honneur périlleux, il s'offrit pour défendre le roi.

Cependant le tribunal de cassation n'était déjà plus un asile assuré, le souvenir même des services rendus n'était plus une sauvegarde, bientôt Thouret devint *suspect*. Pressé de fuir par ses amis, il refuse l'abri qui lui est offert. Il est arrêté le 26 brumaire an II. Une seule chose l'inquiète : c'est le tort que l'éducation de son fils peut en ressentir. De sa prison, il veille sur lui, sur ses travaux ; il rédige pour lui une analyse de Dubos et de Mably. En quelques pages, il condense avec une admirable précision toute l'histoire des premières races (1). Il recommandait à son fils de s'ap-

(1) *Abrégé des Révolutions de l'ancien gouvernement français.* Imprimé par les soins de son fils.

pliquer à l'étude de ces cahiers ;« nous pourrons, ajoutait-
« il, les réunir un jour, et après les avoir perfectionnés
« ensemble, les faire imprimer. » Cet espoir qu'il parais-
sait conserver ne devait pas se réaliser, car bientôt il est
dénoncé par Couthon comme complice de la conspiration
des prisons pour délivrer Danton et égorger la Convention.
« Si seulement cela avait le sens commun », avait répondu
Malesherbes, accusé des mêmes crimes. Il est mis au secret
et traduit devant le tribunal révolutionnaire. Sa noble
contenance, sa dignité, sont remarquées à une époque où
l'on savait si bien mourir. Le 3 florial an II (22 avril 1794)
il monta à l'échafaud avec Malesherbes, d'Epresmenil,
Lechapelier. La mort avait de singuliers rapprochements.

Ainsi périt à quarante-huit ans, dans toute la force de l'âge
et de la pensée, cet homme dont l'esprit supérieur semblait
destiné à diriger la réforme des lois comme il avait dirigé
la réforme de la justice, dont l'active persévérance semblait
devoir réaliser l'œuvre que son initiative venait de faire
décréter, réaliser l'unification de nos lois comme elle avait
consommé et assuré l'unité du territoire.

Néanmoins, la part à laquelle Thouret a droit dans l'estime et la reconnaissance de la postérité est déjà assez
belle.

Comme homme politique, il a pu partager et soutenir la
généreuse erreur d'hommes dont les théories idéales
n'avaient pas encore été mûries par l'épreuve du temps.
Mais ce qui constitue ses titres de gloire, c'est d'avoir
créé cette constitution intérieure, si forte qu'elle résiste
et survit aux révolutions, qu'elle en répare les désastres
et qu'elle en ferme les blessures : c'est d'avoir su entourer
de la confiance publique les institutions qui sont la sauvegarde des intérêts et des droits.

Ce remarquable discours a été longuement et vivement applaudi.

Monsieur le Bâtonnier, au nom de la Conférence, a ensuite remercié Messieurs les Membres du Conseil de l'Ordre, et l'on s'est séparé après avoir voté à l'unanimité l'impression du présent procès-verbal.

Liste des Membres de la Conférence des Avocats Stagiaires durant l'année judiciaire 1865-1866.

MM. FOULON.
POSTEL.
LANCE.
ZILL DES ILES.
LIÉNARD.
LEFORTIER.
HETTIER.
COQUERET.
CLÉMENT.
ROGER.
TROCHON.
COLLET-DESCOSTILS.
THOMINE-DESMAZURES.
MANCHON
DE LA SICOTIÈRE.
GRANDIN.
LE MALLIER.
LE CHEVALLIER.
DADIN.
LEDEMÉ.
MEZAISE.
GROULT.
TOUTAIN.
DUBOIS.
DAGALLIER.
HENRY.
MÉRIEL.
LAUMONIER.
BLANCHE.
PERRIER.
AUMONT.
PELLERIN.

972.—Caen, typ. Goussiaume de Laporte.

www.ingramcontent.com/pod-product-compliance
Lightning Source LLC
Chambersburg PA
CBHW060510210326
41520CB00015B/4173